ANATOMIE DU CERVEAU

ANATOMIE GÉNÉRALE

PREMIÈRE PARTIE

ANATOMIE DU CERVEAU

AU POINT DE VUE

MACROSCOPIQUE ET TOPOGRAPHIQUE

PIÈCES EN PATE MOLLE, MANIABLES, ÉLASTIQUES, INCASSABLES

(PROCÉDÉ NOUVEAU)

PRÉPARATIONS ET DISSECTIONS

PAR LE

Dr Armand-B. PAULIER

ANCIEN INTERNE DES HÔPITAUX

PARIS

COMPTOIR GÉOLOGIQUE ET MINÉRALOGIQUE

Henri BÉCUS, directeur

RUE MONSIEUR-LE-PRINCE, 53

ANATOMIE DU CERVEAU
AU POINT DE VUE MACROSCOPIQUE & TOPOGRAPHIQUE

AVANT-PROPOS

On reproche généralement aux étudiants en médecine de ne pas connaître l'anatomie du cerveau ; ce reproche est à la fois juste et injuste. Il est juste, en ce qu'il constate un fait vrai ; il est injuste, parce que, si les étudiants ne savent pas le cerveau, c'est qu'ils n'ont aucun moyen pratique de l'étudier. A l'état frais, en effet, cet organe, en raison de sa mollesse et de sa facilité à s'altérer, est peu maniable, s'abîme facilement, et la dissection en est impossible. Avec les procédés ordinaires de durcissement, on ne peut guère faire que des coupes ; il est difficile d'obtenir des pièces d'ensemble et d'étudier les parties centrales, c'est-à-dire les régions les plus importantes.

Il y a là, au point de vue de l'enseignement, une véritable lacune que nous avons essayé de combler.

Notre procédé de préparation nous permet, après avoir donné à la substance cérébrale une certaine consistance, de la durcir et de la ramollir à volonté. On ramollit pour disséquer, on durcit pour mouler. La consistance spéciale que prend le cerveau ainsi préparé permet également de maintenir écartées les diverses parties de l'organe et les parois des cavités. On peut donc pénétrer profondément dans le centre de la masse cérébrale et mettre en évidence des régions difficilement accessibles avec des cerveaux frais ou durcis.

Nos préparations ont été modelées ou moulées sur nature et reproduites en pâte molle, pâte élastique et d'une consistance telle qu'on peut les manier tout à son aise, sans crainte de les briser, avantage que ne présentent pas les pièces en cire qu'il faut se contenter de regarder sans oser y toucher.

Nous avons adopté, pour la masse cérébrale, une teinte conventionnelle gris pâle qui est la moins susceptible de se salir et qu'on peut, du reste, nettoyer facilement. Sur chaque pièce il n'y a de coloré que les régions disséquées ou préparées, de manière qu'elles tranchent nettement sur l'ensemble et frappent l'œil immédiatement. Enfin, chaque territoire cérébral a la même coloration dans toutes les pièces, de sorte qu'on les reconnaît à première vue et que ces colorations ainsi répétées fixent à la longue, dans la mémoire, la situation respective de chacune des parties de l'encéphale.

L'ensemble de cette publication ne comprendra aucune préparation microscopique. Nous nous sommes proposé d'étudier le cerveau uniquement au point de vue *macroscopique et topographique;* nous avons voulu mettre entre les mains des étudiants des pièces d'enseignement pratique, des préparations aussi exactes, aussi démonstratives que possible pouvant leur donner une idée très nette et très complète du cerveau dans ses grandes lignes.

Ce sont là des études préalables absolument nécessaires avant d'aborder l'anatomie plus approfondie du système nerveux central à l'aide du microscope et des réactifs chimiques qui ont donné des résultats si intéressants et si nouveaux entre les mains de Golgi, Ramon y Cajal, Déjerine et Mathias Duval, pour ne citer que les maîtres de l'anatomie cérébrale.

Dr ARMAND PAULIER,
ancien interne des hôpitaux.

La première série que nous publions comprend :

Le trigone cérébral (faces supérieure et inférieure ; — la toile choroïdienne et les plexus choroïdes: — le troisième ventricule ou ventricule moyen, avec les couches optiques et la glande pinéale ; — la coupe des ventricules ; — la coupe antéro-postérieure ; — une coupe antéro-postérieure et une coupe horizontale combinées ; — l'insula de Reil et la scissure de Sylvius: — la face supérieure du corps calleux (*dissection*); — la face inférieure du corps calleux avec la membrane épendymaire (*dissection*) ; — les nerfs de la base de l'encéphale.

Pièces en préparation: plusieurs dissections des corps calleux ; — circonvolution du corps calleux (dissection) ; — quatrième ventricule ; — bulbe et protubérance (dissections) ; — chiasma des nerfs optiques, bandelettes et corps genouillés (dissections) ; — tubercules quadrijumeaux (dissection) ; — cervelet ; — commissure blanche antérieure (dissection) ; — grands faisceaux d'association intrahémisphériques (dissection) ; — septum lucidum, etc., etc.

N.-B. — Les pièces non revêtues de la signature du Dr Armand-B. Paulier seront réputées contrefaites et poursuivies comme telles.

PIÈCE N° 1

Trigone cérébral ou voûte à quatre piliers

(Coloration verte)

FACE INFÉRIEURE

Préparation un peu plus grande que nature, montrant la face inférieure du trigone. Cette pièce, pour être dans sa position normale, doit être renversée.

Le bulbe, la protubérance et le cervelet ont été enlevés ; les lobes temporaux coupés en partie et rabattus en arrière. On a sectionné sur la ligne médiane le plancher du troisième ventricule, c'est-à-dire toute la partie comprise entre le chiasma des nerfs optiques et le point de bifurcation des pédoncules cérébraux ; enfin, les couches optiques ont été écartées de manière à pénétrer largement dans le ventricule moyen par sa partie inférieure.

La pièce ainsi préparée met bien en évidence l'ensemble du trigone cérébral, appliqué sur la face inférieure du corps calleux, au fond du troisième ventricule et s'étalant de chaque côté dans les ventricules latéraux.

On distingue très nettement :

1° Le *pilier antérieur* bifurqué en deux branches, qui vont aboutir aux tubercules mamillaires ;

2° Les *piliers postérieurs*, qui vont constituer en partie, de chaque côté, la corne d'Ammon ;

3° La *lyre*, qui occupe l'intervalle triangulaire compris entre les deux piliers et le bourrelet du corps calleux, auquel elle adhère intimement.

Prix : 12 francs.

PIÈCE N° 1 *bis*

La pièce n° 1 montre la face inférieure du trigone dans son ensemble, quand on a rabattu en arrière les deux lobes temporaux.

La petite pièce annexe 1 *bis* complète la précédente, en ce sens qu'on peut rabattre, ou laisser en place, les lobes temporaux. On voit ainsi très nettement la situation réelle et la direction exacte du trigone dans sa position normale, ainsi que la courbe décrite par les piliers postérieurs dans leur trajet vers la corne d'Ammon, en contournant les couches optiques.

Prix : 7 francs.

PIÈCE N° 2

Trigone cérébral ou voûte à quatre piliers

FACE SUPÉRIEURE

(Coloration verte)

Le corps calleux *(color. jaune)* a été disséqué et séparé du trigone, qui lui est accolé, puis rabattu en avant, en arrière, à droite et à gauche.

On voit alors :

1° La face supérieure du trigone *(color. vert clair)*, qui a la forme d'un triangle situé entre les deux couches optiques *(color. chocolat)*, et qui recouvre le troisième ventricule dont il constitue la voûte, la paroi supérieure ;

2° Latéralement et bordant le trigone dans toute sa longueur, les *plexus choroïdes (color. bleue et rouge entrelacées)*, organes vasculaires qui, partis des régions temporales, contournent avec le trigone les couches optiques et vont aboutir en avant aux *trous de Monro (points noirs)* ;

3° Sur la ligne médiane du pilier antérieur, une crête saillante *(color. blanche)*, résultant de la section du *septum lucidum* ;

4° En dehors du trigone et des plexus, les deux masses des *couches optiques (color. chocolat)* ;

5° Enfin, plus en dehors, les noyaux caudés des *corps striés (color. grisâtre)*, séparés des couches optiques par le *sillon opto-strié*.

Prix : **15** francs.

PIÈCE N° 3

Toile choroïdienne et plexus choroïdes

(Colorations rouge et bleue entrelacées)

Le *corps calleux (color. jaune)* a été sectionné, rabattu latéralement, puis en avant et en arrière avec le *trigone cérébral (color. verte)* qui lui est accolé.

La pièce ainsi préparée, on voit :

1° Les deux *plexus choroïdes (color. bleue et rouge entrelacées)*, organes essentiellement vasculaires, qui se présentent sous l'aspect de deux cordons irréguliers, mamelonnés, contournant les couches optiques pour aboutir en avant aux *trous de Monro (points noirs)* ;

2° La *toile choroïdienne*, membrane transparente qui occupe l'espace triangulaire formé par l'écartement des plexus choroïdes, avec lesquels elle se continue latéralement. Elle recouvre le *troisième ventricule*, qu'on aperçoit par transparence, ainsi que la *glande pinéale* (*masse rouge*). Sur cette cloison rampent les veines de Gallien ;

3° La *glande pinéale* (*color. rouge*), dont on n'aperçoit qu'une partie, le reste étant couvert par la toile choroïdienne ;

4° Les *tubercules quadrijumeaux* (*color. bleue*) ;

5° En dehors, les *couches optiques* (*color. chocolat*), limitées par le sillon opto-strié ;

6° Plus en dehors, les *noyaux caudés* des corps striés (*color. grisâtre*) ;

7° Enfin, en avant, entre les piliers antérieurs du trigone et profondément, la *commissure blanche antérieure* (*color. blanche*).

Prix : 15 francs.

PIÈCE N° 4

Troisième ventricule ou ventricule moyen

Le *corps calleux* (*color. jaune*) a été sectionné, puis rabattu avec le *trigone cérébral* ; les *plexus choroïdes* et la *toile choroïdienne* ont été enlevés de manière à découvrir la partie supérieure du troisième ventricule :

Sur la pièce ainsi préparée, on voit :

1° D'avant en arrière :

a) La partie antérieure du genou du *corps calleux* (*color. jaune*), qui a été rabattue avec le pilier antérieur du *trigone cérébral* (*color. verte*) ;

b) Profondément, entre l'écartement des deux branches du pilier antérieur, la *commissure blanche antérieure* (*col. blanche*) ;

c) La *cavité* du *troisième ventricule*, sorte d'entonnoir aplati latéralement et compris entre les deux couches optiques. Presque au fond, la *commissure grise* (*lamelle blanchâtre*) et, plus en arrière, la *commissure postérieure* (*color. blanche*) ; au-dessous de cette commissure une dépression (*anus*), où vient s'ouvrir l'*aqueduc de Sylvius* :

d) La *glande pinéale* (*masse rouge orangé*), qui repose sur les tubercules quadrijumeaux et envoie dans l'intérieur de ce ventricule, et latéralement, trois prolongements ou pédoncules supérieurs, moyens et inférieurs (*tractus rouge orangé*) ;

e) Les *tubercules quadrijumeaux* (*color. bleu foncé*), qui forment la limite postérieure du même ventricule) ;

f) La partie postérieure du *trigone cérébral* (*color. verte*), accolée à la partie postérieure du corps calleux (*color. jaune*), et rabattue avec elle en arrière ;

2° Latéralement :

a) Les deux *couches optiques* (*color. chocolat*), grosses masses de substance grise, dont la partie postérieure porte le nom de *pulvinar :*

b) En dehors, et séparées des couches optiques par un sillon qui parcourt une grosse veine, le *noyau caudé* ou intra-ventriculaire du corps *strié* (*color. grisâtre*), dont la grosse extrémité, ou *tête*, répond à la corne antérieure du ventricule latéral, et l'extrémité, ou *queue*, va se perdre dans le carrefour ventriculaire.

NOTA. — Les quatre pièces nos 1, 2, 3 et 4 forment une série destinée à montrer la superposition des plans qu'il faut successivement disséquer pour pénétrer dans le troisième ventricule par sa partie supérieure.

En effet, on trouve d'abord le corps calleux (préparation n° 1, *color. jaune*) ; — celui-ci disséqué, sectionné et rabattu, on arrive sur la face supérieure du trigone cérébral (préparation n° 2, *color. verte*) ; — le trigone, sectionné à son tour et rabattu aussi, met à découvert la toile choroïdienne et les plexus choroïdes (préparation n° 3, *color. rouge* et *bleue*) ; — enfin, ces plexus enlevés avec la toile choroïdienne, on pénètre par en haut dans le troisième ventricule (prépar. n° 4, *color. chocolat*), dont on comprend ainsi très nettement la situation et les rapports.

Prix : **15** francs.

PIÈCE N° 5

Coupe des ventricules dans leur ensemble

(Coloration bleuâtre)

La coupe a été faite horizontalement au-dessus des couches optiques ; on a enlevé, en outre, le trigone cérébral, les plexus choroïdes et la toile choroïdienne, pour découvrir le troisième ventricule ; enfin, en arrière, on a sectionné une partie du cervelet, de manière à mettre à nu le quatrième ventricule.

Sur la pièce ainsi préparée, on voit :

1° La coupe du genou du corps calleux ;

2° La coupe de la région du *septum lucidum* et le *ventricule de la cloison ;*

3° De chaque côté, l'ensemble des *ventricules latéraux* qui comprennent trois parties :

a) La portion *antérieure*, ou *frontale ;*

b) La portion *inférieure*, ou *sphénoïdale*, dont on ne peut voir qu'une partie sur la préparation ;

c) La portion *postérieure*, ou *occipitale :*

4° Sur la partie médiane, le *troisième ventricule*, ou *ventricule moyen*, avec la *glande pinéale* reposant sur la masse des tubercules quadrijumeaux ;

5° Le quatrième *ventricule*, ou *ventricule bullo-cérébelleux*, cavité intermédiaire entre le cervelet, le bulbe et la protubérance. Il fait suite au canal central de la moelle qu'il met en communication avec le troisième ventricule par l'intermédiaire de l'*aqueduc de Sylvius* (*fil blanc*) en traversant les uberculcs quadrijumeaux.

Il résulte de cette disposition générale que tous les ventricules, sauf le premier, communiquent entre eux : le liquide rachidien pénètre dans le quatrième ventricule au niveau du bec du calamus, passe par l'aqueduc de Sylvius dans le troisième ventricule, et de là dans les ventricules latéraux par les trous de Monro.

Prix : 9 francs.

PIÈCE N° 6

Coupe horizontale de Flechsig combinée avec une coupe verticale antéro-postérieure

La coupe horizontale de Flechsig seule nous paraît insuffisante ; les élèves ne se rendent pas bien compte, sur cette coupe, de la position réelle qu'occupent dans le plan vertical, c'est-à-dire normalement, les divers territoires qu'il a sous les yeux. Nous l'avons donc combinée avec une coupe verticale antéro-postérieure qui établit nettement cette correspondance de situation.

Sur une pièce ainsi comprise on trouve :

A. — Sur la coupe horizontale :

1° Le genou du *corps calleux* (*color. jaune*) ;

2° La coupe du *septum lucidum* et de son ventricule ;

3° La corne *antérieure* des ventricules latéraux ;

4° La *tête* du noyau caudé du corps strié (*color. grisâtre*) ;

5° En dehors, et séparé par une bandelette de substance blanche, le *noyau lenticulaire*, portion extra-ventriculaire du corps strié (*color. grisâtre*) ;

6° En dedans, la *couche optique* (*color. chocolat*) ;

7° La *capsule interne* (*color. blanche*), représentée par trois bandes de substance blanche intercalée entre la couche optique, la tête du noyau caudé et le noyau lenticulaire du corps strié ;

8° La corne *postérieure* des ventricules *latéraux ;*

9° La *queue* du noyau caudé (*color. grisâtre*) ;

10° Le bourrelet du corps calleux (*color. jaune*) ;

11° En dehors, la *capsule externe (bandelette blanche)* ;

12° L'*avant-mur (trait noir)* ;

13° La *scissure de Sylvius*.

B. — Sur la coupe verticale antéro-postérieure :

1° La coupe du *corps calleux (color. jaune)*, dans toute son étendue ;

2° Au dessous, le *noyau caudé* du corps strié *(color. grisâtre)* ;

3° La coupe du *trigone cérébral (color. verte)* ;

4° L'espace compris entre le corps calleux et le trigone est occupé par le *septum lucidum* qui a été enlevé ;

5° La *couche optique (color. chocolat)*, sur la face interne de laquelle on voit les pédoncules de la glande pinéale *(tractus rouges)* ;

6° Entre les deux couches optiques, le *troisième ventricule* ;

7° La *glande pinéale (color. rouge)*, qui repose sur la masse des *tubercules quadrijumeaux (color. bleue)* ;

8° La coupe du *bourrelet* du corps calleux *(color. jaune)*.

Prix : 15 fr. 50.

———

PIÈCE N° 7

Coupe antéro-postérieure

Sur cette pièce classique, il n'y a de coloré que les parties centrales, c'est-à-dire les parties les plus importantes, qui se présentent dans l'ordre suivant :

1° En haut, en avant et en arrière, le *corps calleux (color. jaune)* ;

2° Au dessous, en avant et se prolongeant en pointe en arrière, le *noyau caudé* du corps strié *(color. grisâtre)* ;

3° Au dessous, une grande bandelette qui contourne toute la couche optique pour venir aboutir au *tubercule mamillaire*, le *trigone cérébral (color. verte)* ;

4° L'espace triangulaire, situé contre le corps calleux et le trigone, et qui a la forme d'une cornue, est occupé par le *septum lucidum*, ou *cloison transparente* :

5° Au-dessous du trigone, la masse de la *couche optique (color. chocolat)*, sur laquelle on remarque en avant le *trou de Monro*, et à la partie médiane, la *commissure molle ou grise (color. bleuâtre)* ;

6° En arrière, la *glande pinéale (color. rouge)* avec ses pédoncules supérieurs et inférieurs ;

7° Plus en arrière, enfin, les *tubercules quadrijumeaux (color. bleue)* ;

8° Plus bas et toujours en arrière, la cavité du *quatrième ventricule* et *l'aqueduc de Sylvius* (*color. bleuâtre*), qui passe sous les tubercules quadrijumeaux et fait communiquer le liquide céphalo-rachidien du canal de la moelle avec le troisième ventricule ;

9° En avant du trigone cérébral, la commissure *blanche antérieure* (*color. blanche*) ;

10° Au-dessous de celle-ci et en avant des tubercules mamillaires, le *corps pituitaire* (*color. noire*) :

11° En avant de ce dernier, le *chiasma* des *nerfs optiques* (*color. rouge orangé*) ;

12° Enfin, tout à fait en avant et à la partie inférieure de la préparation, le *nerf olfactif* (*color. rouge orangé*).

Prix : 9 francs.

PIÈCE N° 8

Nerfs de la base du cerveau

(*Color. orangé*)

Les nerfs sont colorés en *rouge orangé* et tranchent ainsi très nettement sur la teinte grisâtre de la masse cérébrale.

De très petites pancartes fixées à l'aide d'épingles indiquent le numéro d'ordre de chaque paire de nerf et son nom en abrégé.

Cette disposition, qui parle surtout aux yeux, fixe bien dans la mémoire la situation respective de chacun des nerfs de la base.

Prix : 15 fr. 50.

PIÈCE N° 9

Insula de Reil et Scissure de Sylvius

(*Color. gris violacé*)

PIÈCE MOULÉE, GRANDEUR NATURELLE

Préparation. — La scissure de Sylvius a été écartée et maintenue dans cette position de manière à découvrir complètement le *lobe de l'insula* et ses dépendances sans être obligé d'enlever une partie de l'hémisphère.

La pièce ainsi disposée permet d'étudier dans tous ses détails le lobule de l'insula proprement dit, la région préinsulaire, la région rétro-insulaire et tout le pourtour de la scissure de Sylvius.

En rapprochant les bords de cette préparation, on rétablit la scissure de Sylvius dans sa position normale.

Prix : 8 fr. 50.

PIÈCE N° 10

Corps calleux et membrane épendymaire

(*Dissection*). — PIÈCE MOULÉE SUR NATURE

(*Coloration rose*)

Préparation. — Coupe horizontale et transversale rasant le sommet du dos d'âne que forme la face inférieure du corps calleux et enlevant, de chaque côté, la couche optique et le corps strié. Le trigone cérébral a été disséqué et enlevé en entier.

On aperçoit alors la face *inférieure* du *corps calleux* (*color. rose*), face à peu près lisse, qui répond à la cavité des ventricules latéraux. Elle est recouverte, dans toute son étendue, par l'*épendyme*, membrane très mince et très délicate que notre procédé de préparation permet de disséquer et de rabattre de chaque côté. On peut à volonté la relever ou l'abaisser. Cette dissection met à nu des *faisceaux* du corps calleux qui unissent comme un pont les deux hémisphères ; ces faisceaux presque directement transversaux à la partie médiane, affectent une direction légèrement curviligne en avant ; en arrière, la courbe va en s'accentuant, à mesure qu'on approche du *bourrelet* du corps calleux.

Prix : 12 francs.

PIÈCE N° 11

Corps calleux

FACE SUPÉRIEURE

(*Coloration rose. — Dissection. — Moulage sur nature*)

Cette pièce est une des dissections du corps calleux par sa face supérieure et fait partie de la série destinée à l'étude du troisième ventricule. C'est en effet le premier plan qu'il faut disséquer et enlever.

Préparation. — On a pratiqué une section horizontale et transversale rasant la face supérieure du corps calleux et enlevant à chaque côté toute la masse cérébrale qui dépasse.

La dissection permet de mettre bien en évidence la disposition transversale des faisceaux qui vont, comme un pont, d'un hémisphère à l'autre.

Prix : 7 fr. 50.

TOURS

IMPRIMERIE DESLIS FRÈRES

6, RUE GAMBETTA, 6